DES

SUTURES SUR PLUSIEURS RANGS

(MÙLTISÉRIÉES)

ET DE

L'EMPLOI DES FILS MÉTALLIQUES

DANS CE GENRE DE SUTURE

PAR

M. E. BŒCKEL

Prosecteur et agrégé à la faculté de médecine de Strasbourg.

*(Mémoire lu à la Société de médecine dans sa séance du
1er décembre 1859.)*

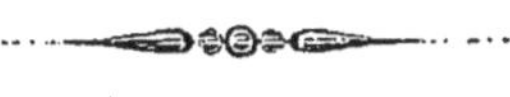

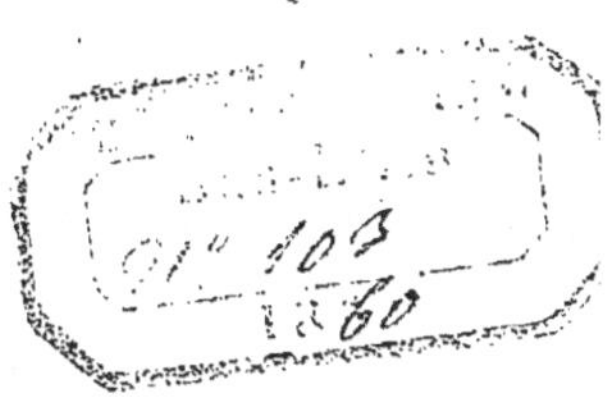

STRASBOURG,

IMPRIMERIE DE G. SILBERMANN, PLACE SAINT THOMAS, 5.

1860.

DES

SUTURES SUR PLUSIEURS RANGS

(MULTISÉRIÉES)

ET DE

L'EMPLOI DES FILS MÉTALLIQUES

DANS CE GENRE DE SUTURE.

Pour réunir une plaie, on place d'ordinaire tous les points de suture sur une même ligne droite ou courbe, et de telle façon que les points d'entrée et de sortie des liens soient tous à la même distance des bords de la solution de continuité. Il en résulte que chaque point de suture, quelle que soit l'espèce qu'on a employée, a la même valeur et le même but que ses congénères, et il n'en diffère que par la place qu'il occupe relativement à l'extrémité de la plaie.

On s'est bientôt aperçu que, dans les solutions de continuité à bords épais et charnus, la suture enchevillée convenait tout particulièrement; mais elle ne réunit exactement que les parties profondes ; on fut donc conduit à y ajouter quelques points de suture entortillée pour assurer l'affrontement de la peau. Cette combinaison de deux espèces de suture, dont l'une est superficielle et l'autre profonde, pour la réunion de la même plaie, a été employée pour la première fois, si je ne me trompe, par Roux, pour remédier à une rupture du périnée. Dieffenbach arriva au même résultat dans la même affection, en faisant alterner des points de suture entrecoupés très-profonds, et embrassant largement les tissus avec d'autres plus superficiels et bornés à la peau seule. Il appelait ce procédé de réunion *suture en escalier (Treppennaht)*. — J'ai vu de même M. le professeur Stoltz appliquer une double suture, l'une enchevillée, l'autre entortillée dans une opération d'épisioraphie, qu'il pratiqua il y a quelques années.

En général, tous les procédés préconisés dans ces derniers temps en Allemagne, pour la périnéoraphie, par MM. Langenbeck, Schuh, Roser, G. Simon, etc., sont basés sur des sutures multiples; mais on n'avait pas cherché à étendre les avantages de cette méthode à d'autres régions et à d'autres opérations. Cependant, en 1855, M. Heurteloup présenta à l'Académie de médecine un mémoire sur la suture profonde, dans lequel il décrit les avantages de ce genre de réunion. Au lieu d'une suture enchevillée ordinaire, il propose de traverser les chairs avec une longue aiguille en argent, sur les extrémités de laquelle il visse des espèces de coquilles en métal de forme variée (voy. *Union médicale*, 1855, p. 610, 614). Avec cet instrument, on doit rapprocher parfaitement les deux côtés d'une plaie; mais il laisse un corps trop volumineux dans les tissus, ce qui est un grave inconvénient, et puis il faudrait en avoir de toutes les dimensions et de toutes les courbures pour chaque cas particulier. D'ailleurs, je n'ai pu trouver nulle part des observations démontrant qu'il a été appliqué sur le vivant. — Je crois être arrivé au même résultat par un procédé plus simple et facile à employer dans les régions les plus diverses, comme le prouvent une restauration du périnée, une ablation du sein et une amputation de cuisse, dont je rapporterai l'histoire.

Peut-être aurais-je attendu une expérience plus complète pour publier ces observations, si je n'avais trouvé, dans le numéro d'octobre du *Archiv für physiol. Heilkunde* (année 1859), un article très-intéressant de M. Simon, de Darmstadt, sur les sutures multiples. L'auteur y démontre avec beaucoup de soin le mécanisme de ce mode de réunion, et les combinaisons des différentes espèces de sutures entre elles, selon les cas que l'on a à traiter. Mais il ne les a appliquées en réalité qu'aux déchirures de la cloison recto-vaginale ou vésico-vaginale, et il ne parle pas des travaux de M. Heurteloup. Nos procédés diffèrent d'ailleurs complétement.

Cette question d'historique étant vidée, je passe à l'exposition du mécanisme de la suture multiple.

Après bon nombre d'opérations, le chirurgien se trouve en face d'une plaie plus ou moins vaste et anfractueuse qu'il s'agit d'amener à cicatrisation. Le moyen le plus prompt est la réunion immédiate; malheureusement elle n'est applicable que dans un nombre de cas fort restreint, et alors même elle échoue souvent. Or il ne faut pas oublier ce principe si souvent répété par M. le professeur Sédillot, qu'une réunion immédiate manquée aggrave presque toujours la situation du malade. D'un autre côté, la guérison par première intention est à peu près indispensable pour le succès de ces opérations autoplastiques, qui sont le véritable triomphe de la chirurgie. Tout moyen qui étendra le champ de la réunion immédiate, devra donc être considéré comme un progrès de l'art.

Quels sont les obstacles qui s'opposent à l'adhérence directe et définitive des deux lèvres d'une plaie? C'est, d'un côté, le trop grand écartement de ces lèvres et la tension trop forte qui est la suite directe de leur rapprochement. D'un autre côté, c'est le manque de coaptation exacte des parties profondes, entre lesquelles il reste une cavité. Cette cavité se remplit de sang ; le sang se décompose, et finalement il se produit là un foyer purulent, qui nécessite la prompte destruction de la réunion déjà opérée, si l'on ne veut pas être exposé à des accidents graves d'érysipèle, de pyoémie, etc. — Dans toute plaie un peu large et profonde il y a donc deux indications capitales à remplir : *relâchement* des bords et *rapprochement* exact de toutes les parois, de façon à empêcher la production d'une cavité artificielle.

Les moyens usités jusqu'à présent pour satisfaire à ces conditions sont, il faut bien le dire, insuffisants. Ce sont la position, les bandages unissants et les incisions adjuvantes. La position n'est d'un secours que dans les régions où il se passe de grands mouvements de flexion et d'extension. Les bandages unissants encombrent nos traités et chargent la mémoire des élèves ; mais on ne les applique pas, ou, si on les applique, ils sont plus nuisibles qu'utiles ; j'en excepte tout au plus l'appareil à ressort, qui rapproche les joues après l'opération du bec de lièvre, et que j'ai vu réussir plusieurs fois entre les mains de M. Sédillot.

Quant aux incisions adjuvantes destinées à relâcher les bords d'une plaie, elles remplissent véritablement le but qu'on se propose, à condition qu'on les fasse très-hardiment ; mais alors elles ne laissent pas de constituer une complication assez sérieuse.

Dans la grande majorité des cas, c'est donc la suture réunissant la peau qui doit supporter toute la traction des lèvres de la plaie. Que cette suture soit enchevillée, entortillée ou entrecoupée, qu'on emploie des fils de soie,-

de chanvre ou de métal, le résultat d'une traction un peu forte est facile à prévoir. Les épingles et les liens coupent les tissus, et la réunion immédiate est manquée, quelque désirable qu'elle eût été du reste.

Mais si, au lieu de se borner à une seule rangée de sutures, j'en établis une seconde dont les points d'entrée et de sortie sont à plusieurs centimètres des bords de la plaie, j'aurai réparti la force de traction sur les deux rangées, et dans chacune elle ne sera plus que de moitié. Il y a plus : la suture profonde est appliquée sur des tissus sains, loin des bords de la plaie ; elle pourra donc être serrée beaucoup plus que la suture superficielle sans aucun inconvénient ; par là, elle détend complétement cette dernière et mérite le nom de *suture de relâchement* que lui a donné M. SIMON.

Dans certains cas exceptionnels, que nous décrirons plus bas, on peut même appliquer trois rangées de suture, qui se soutiennent l'une l'autre.

Le relâchement des bords cutanés de la plaie n'est pas le seul avantage que nous offre la suture profonde. Elle remplit encore les autres indications de la réunion immédiate. Si elle est appliquée avec intelligence, elle maintiendra les surfaces vives en contact dans toute leur hauteur, de sorte qu'il ne restera aucune cavité sous la peau réunie. Enfin cet affrontement exact empêchera toute hémorrhagie et dispensera de la plupart des ligatures qu'on est obligé d'appliquer sur les petites artères. Ce sont précisément les fils à ligatures multipliés qui sont l'une des causes de non réussite de la réunion immédiate.

Voilà les avantages généraux de la suture sur plusieurs rangs. J'ai adopté en règle pour suture profonde le genre enchevillé, contrairement à M. SIMON, et je la fais avec des fils métalliques ; non que je m'imagine qu'à tension égale ces liens coupent moins vite les tissus que la soie ou le chanvre, mais parce qu'ils permettent l'emploi de certains moyens adjuvants que je vais décrire.

Pour passer les liens, on se sert d'aiguilles droites ou courbes, qui devront, en général, être fort longues, en raison du trajet à parcourir. Le fil métallique pourra être entraîné directement par l'aiguille ; mais si l'on opère dans un espace restreint, à la vulve, par exemple, il vaudra mieux passer d'abord un fil de soie, qui servira de guide flexible au double fil de métal. Lorsque le trajet est rectiligne, l'instrument le plus commode est un trocart capillaire, avec lequel on transperce directement les tissus. On pousse ensuite facilement le double lien de métal à travers la canule. Les fils étant en place, je passe leurs extrémités à travers une mince plaque de plomb arrondie, légèrement convexe du côté de la plaie et percée d'un trou à son centre. Puis on les assujettit sur une cheville. La rondelle de plomb doit être plus ou moins grande, selon le cas ; au lieu de l'arrondir en calotte de sphère, on peut facilement lui donner une forme allongée, elliptique. Elle n'irrite pas la peau, répartit la pression sur une plus grande étendue de tissu, et remplace ainsi l'application intelligente des doigts, aussi bien que peut le faire un corps inerte. Pour rendre le mode d'action de cette ligature plus semblable encore aux doigts, il faut pouvoir varier à volonté le degré de pression. Le premier jour, la constriction devra être assez énergique, surtout si on ne lie pas les petites artères ; vers le troisième jour, l'hémorrhagie n'est plus à craindre, mais le gonflement commence, et il peut être nécessaire de relâcher l'appareil pour éviter l'étranglement. Avec la suture enchevillée ordinaire, on n'arrive que difficilement à ce résultat. Les rosettes des nœuds s'embrouillent ; elles se couvrent de pus et de sang desséchés ; on est obligé ou bien de laisser l'appareil dans l'état où il se trouve, en courant toutes les chances de l'étranglement et de la gangrène, ou bien de couper tout et de perdre les fruits de la réunion. Je dois à l'habileté de M. Elser un petit instrument, qui me permet de relâcher à volonté la suture. C'est un étau microscopique, formé par un cylindre de maillechor, ayant à peu près un centimètre de hauteur ; il est percé d'une fente, dans laquelle on serre les fils au moyen d'une vis de pression. Il faut avoir autant de ces étaux qu'on applique de points de suture. D'un côté, on tord les fils sur un petit morceau de bois ou de plomb ; de l'autre, on les serre dans l'étau, en ayant soin de laisser subsister une certaine longueur de fil, pour pouvoir donner du jeu aux parties, si besoin il y a. Je dois ajouter que depuis que j'ai fait construire ces petits étaux, je n'ai pas encore eu l'occasion de m'en servir ; mais j'espère qu'ils rendront encore plus sûrs l'application de la suture profonde.

Il est difficile de dire d'une manière générale à quelle distance de la plaie et à quelle profondeur il faut enfoncer les fils. Cela dépend évidemment de l'étendue et du siége de la lésion, des organes importants qui peuvent se trouver dans le voisinage et qu'il s'agit de ménager. Autant que possible, il faudra suivre un trajet rectiligne. Dans cette condition, en effet, le fil n'aura aucune tendance à ulcérer les tissus ; il est lisse et poli à sa surface ; il ne s'imprègne pas des liquides de la plaie (c'est l'un des avantages des fils métalliques sur les fils de soie) ; il ne presse pas sur les chairs environnantes, puisque toute la pression se répartit sur les plaques de plomb opposées directement l'une à l'autre. Or, il faut supposer un degré de constriction considérable, pour admettre que des rondelles de plomb, de deux à trois centimètres de diamètre, s'enfoncent dans les téguments.

Lorsque les fils décrivent une courbe à petit rayon, les choses ne se passent plus tout à fait de même. Le sommet de la courbe tendra à se rapprocher de la surface de la plaie et à couper les tissus dans cette direction. Les extrémités presseront l'une vers l'autre, et, si la constriction est trop forte, ils ulcéreront à leur tour les téguments dans ce sens. En même temps, les plaques de plomb auront de la tendance à basculer, et leur bord interne portera seul. Aussi vaudra-t-il mieux, dans ces cas, leur donner une forme allongée en coquille.

Je ne poursuivrai pas plus loin cet exposé théorique, qui aura déjà paru fort long et fort minutieux, mais qui était nécessaire pour la clarté de la description. La relation des quelques faits où j'ai appliqué ce système de sutures profondes, me permettra de montrer avec quelle souplesse il se plie à toutes les exigences des cas particuliers.

Le premier fait concerne une rupture centrale du périnée, survenue chez une jeune femme blonde, lymphatique, mais jouissant d'une très-bonne santé. La femme M.... devait accoucher de son premier enfant au mois d'avril 1859. Le travail s'établit lentement, mais, une fois l'orifice utérin dilaté, une seule et violente contraction chassa la tête du fœtus jusqu'à la vulve. L'un des bras était croisé derrière la nuque, au dire de la sage-femme, et le coude perfora le périnée. Il fut aussitôt réduit, et puis l'accouchement se termina normalement, sans rupture de la commissure postérieure de la vulve, qui avait subsisté. Un médecin, mandé en toute hâte, n'arriva que pour constater les dégâts opérés.

Le 2 mai, je vois la malade pour la première fois, et je trouve les lésions suivantes : La femme étant couchée sur le dos dans la position de la taille, on aperçoit au périnée une large ouverture losangique, qui s'étend sur la ligne médiane, depuis le sphincter anal jusqu'à deux travers de doigt de la fourchette et transversalement jusqu'aux fesses. Cette ouverture admet l'extrémité des cinq doigts réunis, et laisse voir la colonne postérieure du vagin. Des deux côtés, elle est bornée par une large surface triangulaire, formée en grande partie par une cicatrice calleuse, mais offrant en outre encore quelques bourgeons charnus. Le pont qui reste à la partie supérieure du périnée est large de deux centimètres et demi, et est formé presque uniquement par la peau.

L'état général est satisfaisant ; les lochies ont cessé de couler.

La femme est très-pressée d'être délivrée de son infirmité, et, comme il me semble évident qu'une expectation plus longue ne conduirait plus à aucun résultat, j'essaie sans retard de restaurer les parties. Le rectum a été préalablement vidé par une dose d'huile de ricin et quelques lavements.

Le 6 mai, je procède à l'opération avec l'aide obligeante de mes confrères et amis, MM. les docteurs Hecht et Laennec. La malade étant endormie, j'enlève de chaque côté une tranche mince de tissus, comprenant toute la cicatrice et empiétant sur le bord de la muqueuse vaginale. C'est la largeur de cette excision qui détermine l'épaisseur future du plancher périnéal. Puis j'avive avec précaution la face externe du rectum et le bord inférieur du pont cutané.

Tout le pourtour de la déchirure étant saignant, je saisis une longue aiguille courbe, armée d'un double fil d'argent recuit, et je la plonge profondément dans les chairs, un peu au-dessus de l'anus, à plus de deux centimètres à gauche de la plaie, pour la faire ressortir dans un point symétrique à droite. Les fils sont chevillés sur une plaque de plomb, comme je l'ai décrit plus haut. Une seconde suture encore plus profonde, et commençant plus en dehors sur les fesses, est placée plus haut vers le milieu de l'ouverture.

Par là les parties profondes sont parfaitement rapprochées, ce dont je m'assure en introduisant le doigt dans le vagin. Les bords de la peau, froncés et complétement relâchés, sont maintenus en rapport par trois épingles passées superficiellement.

Les jours suivants, le gonflement est peu considérable. Au moyen de l'opium, on maintient la constipation, et les urines sont retirées avec la sonde, pour soustraire la plaie à toute influence délétère.

Les épingles sont enlevées le troisième jour et la suture profonde près de l'anus dès le cinquième, car je m'aperçois qu'elle n'est plus serrée du tout. La réunion a manqué dans la moitié postérieure; au devant de l'anus il existe un trajet qui remonte dans le vagin et qui admettrait le petit doigt. Par contre, la réunion de la partie moyenne du périnée est complète; je laisse, par précaution la seconde suture profonde en place; elle n'a pas excité la moindre inflammation, et les tissus sont parfaitement souples à ce niveau.

Je ne l'enlève que le 16 mai, dixième jour, au moment

de faire une seconde tentative de réunion. A cet effet, j'avive les parties qui ne me paraissent pas assez bourgeonnantes, et je place un seul point de suture profonde sur le milieu de la fistule périnéale. L'aiguille est enfoncée dans la fesse, à deux travers de doigt en dehors de la plaie, puis je la fais glisser profondément dans l'épaisseur de la cloison recto-vaginale, de façon à attirer la colonne postérieure du vagin en avant, pour en doubler la face supérieure du périnée nouvellement formé. Cette suture est *très-fortement serrée* et assujettie comme précédemment. J'applique en outre deux points de suture entrecoupée superficielle.

Trois jours après, rougeur et tension de la fesse droite autour de la plaque de plomb, qui est enfoncée profondément dans la peau. En écartant les fesses, dont le rapprochement cache la plaie périnéale, il s'écoule une certaine quantité de pus ; évidemment la réunion immédiate est de nouveau compromise. J'enlève les sutures superficielles ; mais je maintiens la suture profonde, en me bornant à la relâcher un peu, espérant par là obtenir une adhérence par seconde intention.

Enfin, le 26 mai, j'enlève ce dernier lien, qui a séjourné pendant dix jours dans les chairs. Au devant de l'anus, il existe encore une ouverture qui admet une sonde de femme ; mais elle ne conduit plus directement dans le vagin, car la colonne postérieure adhère maintenant au périnée, la communication est oblique et assez étroite. Des injections au vin aromatique et quelques cautérisations au nitrate d'argent réduisent promptement cette fistule au diamètre d'une plume de corbeau. Mais le 8 juin, elle ne bourgeonne plus et est presque sèche. La malade se lève depuis une huitaine de jours, est très-satisfaite de son état et ne veut pas entendre parler de cautérisations avec un stylet rougi, qui l'auraient sans doute guérie complétement.

Cette périnéoraphie ne diffère d'autres opérations analogues que par la substitution de fils métalliques aux fils végétaux. Le résultat aurait été probablement plus prompt si, dès le début, j'avais compris la paroi vaginale dans la suture.

Dans le même mois, j'eus l'occasion d'appliquer cette suture double à une autre plaie, en présence de nouveau de MM. les docteurs HECHT et LAENNEC. J'avais enlevé un squirrhe, de la moitié supérieure du sein, entre deux incisions elliptiques. Une autre incision, tombant à angle droit sur celles-ci, permit d'emporter une seconde masse cancéreuse, située du côté de l'aisselle. Comme la glande mammaire était très-développée chez ma malade, la perte de substance, résultant de cette ablation, était très-considérable. Elle s'étendait depuis le sternum jusque vers l'aisselle, et j'avais emporté en hauteur plus de trois travers de doigt de peau. On pouvait cependant rabattre les restes de la glande sur le muscle pectoral et combler ainsi le déficit ; mais comment les maintenir en place ? Une suture ordinaire, en supposant qu'elle n'eût pas coupé, aurait produit un vaste clapier. Il s'agissait d'obtenir non-seulement la réunion de la peau, mais aussi celle de la glande mammaire avec les tissus profonds. A cet effet, j'appliquai deux sutures métalliques enchevillées, traversant le muscle pectoral de façon qu'aucune partie du fil ne fût visible dans la plaie. Les ouvertures d'entrée et de sortie sont éloignées d'un côté de sept et de l'autre de huit centimètres. Je serrai les sutures au point que les rondelles de plomb s'enfoncèrent dans les tissus. Par là, les bords de la peau se trouvèrent réunis sans tension, et formèrent une ligne longue de 0,18 centimètres, que je maintins par douze points de suture entortillés. La plaie axillaire fut pansée à plat avec de la charpie. La guérison, par première intention, de toute la partie réunie se fit parfaitement.

Le huitième jour, un petit abcès donna issue à une ligature artérielle, que je me serais dispensé de faire, si j'avais prévu la possibilité de la suture. Je dois ajouter que le trajet des fils métalliques suppura assez longtemps, et que le tissu mammaire s'indura sur leur parcours. Une pommade iodurée dissipa promptement cette dernière complication.

Enfin, au mois de septembre dernier, je dus amputer un jeune homme, arrivé au dernier degré de marasme par suite d'une suppuration du genou suivie de vastes décollements de la jambe et de la partie inférieure de la cuisse. Je choisis la méthode circulaire pour ne pas être obligé de remonter trop haut ; mais il ne pouvait être question de réunion immédiate, en raison des nombreux fils à ligature, d'abord, et puis à cause d'un bout de clapier compris dans la manchette. Cependant, pour abréger autant que possible la durée de la suppuration, je résolus d'appliquer exactement, l'une contre l'autre, les deux faces de la manchette au moyen de sutures profondes, mais sans y ajouter des sutures superficielles, pour ne pas gêner l'écoulement du pus. L'opération fut faite en présence de mon oncle, le docteur E. Boeckel, et de M. Berger, interne à l'hôpital. Après avoir lié les artères, j'appliquai deux points de suture enchevillée à deux travers de doigt en arrière de l'orifice de la manchette. Les fils furent passés à travers la canule d'un trocart capillaire et chevillés sur des rondelles de plomb ; c'était du fil de fer anglais, tel que le recommande M. Simpson. Le moignon fut ensuite entouré d'un simple linge.

Les deux surfaces saignantes adhérèrent très-bien, à l'exception du bout de clapier ; les fils à ligature tombèrent régulièrement, et au bout de quinze jours le malade put être transporté dans le jardin. La plaie était alors réduite à une surface de 0,04 centimètres de long sur 1 1/2 de large. Il n'y avait jamais eu de vide à combler, puisqu'il n'y avait point eu d'écartement. Malgré cet état satisfaisant, les forces de ce malheureux jeune homme ne se relevèrent pas, et au bout d'un mois il s'éteignit avec les symptômes d'une infection purulente chronique, dont on ne pouvait trouver le point de départ. Dans les derniers jours, l'extrémité du fémur ulcéra la cicatrice et fit une légère saillie au devant des téguments, comme cela se voit si souvent dans ces cas.

A l'autopsie, le moignon fut trouvé parfaitement cicatrisé, à l'exception d'une petite partie située autour de l'os. Mais la cavité coxo-fémorale n'était qu'un vaste abcès resté sans symptômes accentués, et dont les commencements dataient probablement d'avant l'opération. Une branche de la veine fémorale profonde, venant du côté de l'article, était remplie de liquide puriforme. A son embouchure dans la veine principale, se trouvait un thrombus ancien et déjà ramolli. Au-dessous, vers le moignon, la veine était tout à fait normale. Un petit abcès métastatique existait sous la plèvre droite, et il avait amené un épanchement séro-purulent dans cette cavité. La cicatrisation rapide de ce moignon, malgré un état général déplorable, est certainement exceptionnelle, et ne peut guère être attribuée qu'au genre de pansement adopté. Il réalise d'une manière complète et facile cette coaptation exacte des deux surfaces de la manchette, que M. Laugier cherchait à obtenir au moyen de sa pince de bois.

Les sutures profondes peuvent donc rendre des services même dans les cas où la guérison par première intention ne peut pas être tentée. Cette guérison est possible dans de certaines conditions, surtout après l'amputation des membres à un seul os. Je l'ai vue survenir, il y a quelques années, chez une malade à laquelle M. Rigaud avait coupé le bras. La manchette, assez longue, fut maintenue aplatie par des tampons de charpie et un bandage roulé ; une seule ligature avait été nécessaire. Au bout de huit jours, le tout était cicatrisé, à l'exception du trajet du fil. Ce fait me frappa alors, et je suis persuadé que, dans des conditions semblables, on obtiendrait un résultat analogue.

Si l'on voulait tenter la réunion immédiate après une amputation, voici comment je proposerais de procéder : on choisirait la méthode à deux lambeaux latéraux, qui se prête le mieux aux indications à remplir.

L'artère humérale ou fémorale serait seule liée ; le fil serait entraîné au moyen d'une aiguille, à travers la base du lambeau, par le plus court chemin possible. Il ne resterait ainsi aucun corps étranger dans la plaie. Ceci fait, une double rangée de sutures disposées en quinconce, l'une plus rapprochée de l'os, l'autre plus près du bord de la manchette, maintiendrait les deux lambeaux fortement appliqués l'un contre l'autre, et empêcherait l'hémorrhagie. Enfin on réunirait la peau avec quelques épingles et l'on couvrirait le moignon de simples compresses froides. C'est là une véritable suture sur trois rangs. Les fils profonds devraient serrer assez fortement les tissus pendant les deux premiers jours ; à partir du troisième, il serait facile de diminuer la constriction, si l'on avait employé notre petit étau.

Du huitième au douzième jour, les sutures pourraient être enlevées complétement, et si la période de suppuration n'était pas tout à fait évitée, elle serait du moins raccourcie de beaucoup au grand profit du malade.

Je ne veux pas énumérer ici tous les avantages plus ou moins théoriques qu'il est permis d'attendre de ce mode de réunion. Ce serait s'aventurer dans le domaine des hypothèses, en une matière où l'expérience est tout et où elle juge en dernier ressort. C'est le temps et l'expérience qui décideront si cette méthode doit rester dans la pratique.

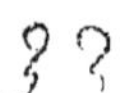

* 9 7 8 2 3 2 9 1 3 4 0 0 0 *